BOUX-TROUILLARD

A Beaugé

Commune des Verchers, près Doué-la-Fontaine, (Maine-et-Loire)

DÉPOSITAIRE

DES MÉMOIRES

De M. Aumetayer-la-Combe, père,

Décédé, à la Durandière de Montreuil-Bellay, (Maine-et-Loire)

SUR

L'ART PRÉCIEUX

De prévenir les accidents fâcheux qui résultent de la morsure des êtres hydrophobes, des reptiles en général, du charbon noir, des coliques, des dartres, des cancers des plaies et des coupures.

SAUMUR

Imprimerie ROLAND, 46, rue Saint-Jean.

—

On peut se procurer la liqueur Aléxitaire et l'onguent corrosif à la pharmacie de M. MAILLET, pharmacien de 1re classe, place des Halles, à Doué-la-Fontaine.

PRÉAMBULE

Pendant quarante ans, M. Aumétayer-La-Combe avait conservé le secret merveilleux de prévenir les accidents fâcheux qui résultent de la morsure des êtres hydrophobes et des reptiles en général, et d'arrêter les progrès de plusieurs autres maladies hétérogènes, très dangereuses . · .

Plusieurs pétitions adressées à ce sujet à l'autorité supérieure, lui ont valu de sa part des éloges encourageants . · .

Ce secret, fruit de quarante années de travail et d'expériences toujours couronnées de succès ne devait pas rester plus longtemps ignoré de quelques-uns de ses amis : M. Aumétayer aurait pu le transmettre à son fils seulement, tout autre l'eût fait à sa place, mais l'amour de l'humanité l'a emporté sur ses propres intérêts ; il a vu que la plus grande partie de ses concitoyens pourrait en souffrir, et il a cédé à l'impulsion de son cœur, à la générosité de ses sentiments, pour le faire connaître à quelques-uns de ses amis . · .

Natif de Trachagein, commune de Saint-Michel-Devesse, arrondissement d'Aubusson, département de la Creuse, sans fortune, sans autre espoir d'en gagner que d'avoir recours à l'industrie qu'il avait si bien héritée de ses pères, il quitta son pays natal, dès sa première jeunesse, pour se rendre à Paris, ou il était attiré par le goût des arts et de la nouveauté . · .

Après avoir fait dans la capitale un séjour assez long, il vint s'établir dans le Poitou, où ses dispositions, jusqu'alors mystérieuses, devaient se développer d'une manière étonnante . · .

Son apparition due au hasard des circonstances, était cependant nécessaire pour donner au commerce une marche plus accélérée, et pour avancer les progrès de l'agriculture, dans nos départements des Deux-Sèvres et de Maine-et-Loire, qui furent le théâtre de ses opérations . · .

Il a remporté aux concours généraux qui eurent lieu à Saumur, le 10 mai 1835, un prix d'agriculture décerné par la société industrielle d'Angers, en présence de plus de quatre mille propriétaires . · .

Sa vie devait passer à l'épreuve de bien des révolutions ; et les revers qui ont si souvent balancé sa fortune, n'ont pu l'abattre ni arrêter un instant la marche de ses projets philantropiques . · .

Toujours prêt à secourir les malheureux, qui n'ont cessé jusqu'à sa mort, de le regarder comme leur soutien, il sut aussi se faire aimer des grands, qui lui servirent d'appui dans toutes ses démarches, et qui ont su l'honorer de leur confiance . · .

Je crois que, donner à la vie de cet homme extraordinaire un plus long détail, serait manquer à la bienséance ; néanmoins, il est bon que le public sache qu'il a été l'artisan de la fortune dont il a joui jusqu'à sa mort ; que pour l'acquérir, il s'est toujours conduit avec délicatesse, et que le malheur dont il fut le jouet bien des fois, n'a pu porter atteinte à sa moralité . · .

Pendant quarante ans. M. Aumétayer s'est occupé de la science vétérinaire : ses succès dans cette intéressante partie, lui ont mérité l'estime et la reconnaissance de ses concitoyens . · .

Encouragé par ces considérations, il s'est déterminé à faire abandon, à quelques uns de ses plus grands amis, du *secret* important pour prévenir les maux terribles qui proviennent de la morsure des êtres hydrophobes et des reptiles, du charbon, par un seul et même remède, qui a encore la vertu d'être salutaire pour les coliques, les dartres, les cancers, les plaies et les coupures, et dont l'efficacité est connue par d'heureux résultats . · .

En 1809 et 1810, l'épizootie du charbon noir se déclare sur les bêtes à cornes dans différents départements de l'ouest et du milieu de la France, ainsi que dans l'arrondissement de Bressuire, département des Deux-Sèvres . · .

Quantité d'animaux avaient déjà péri malgré les secours et les dépenses des propriétaires, qui, fatigués des efforts inutiles des gens de l'art des environs, l'appelèrent à leur aide . · .

A ces deux époques, il traita tous les bestiaux qui lui furent confiés, et il obtint des succès qui surpassèrent ses espérances, puisqu'il en a guéri plus de trois mille sans qu'il en ai péri un seul entre ses mains . · .

Ce fait est appuyé de certificats dont je ferai voir les copies, et qui attestent, d'une manière flatteuse, la guérison des animaux atteints de l'épizootie du charbon . · .

Il est encore attesté par des lettres de M. le Préfet et de son excellence, le ministre de l'intérieur, qui lui ont été adressées en témoignage de remerciements des services qu'il avait rendus, en arrêtant les ravages d'une terrible contagion qui n'a point reparu depuis ces temps de triste mémoire, pour ceux des habitants qui en ont été victimes . · .

Malgré les luttes qu'il a eu à soutenir contre quelques vétérinaires intéressés à nuire aux succès de ses opérations, il a toujours eu l'avantage de les voir s'élever au-dessus de toute détraction ; car il est bon que le public sache qu'il ne s'est jamais fait payer ses ordonnances, attendu que son intention était de rendre service seulement . · .

Maintenant que la mort est venue nous l'enlever, que son but est rempli ; je laisse au praticien éclairé et au public qui est toujours impartial, à juger à quel point il a réussi . · .

Je suis loin de croire que mon traité ne laisse rien à désirer, mais, si, tel qu'il est, il est honoré d'une partie de l'approbation qu'il a obtenue dans la pratique des traitements qui y sont démontrés, je me croirai amplement dédommagé de mes veilles et des soins que j'ai apporté à cette édition pour la rendre digne du public . · .

La lecture attentive et réfléchie de cet ouvrage, en fixant les idées flottantes dans le vague de l'incertitude, convaincra tout homme impartial qu'elle n'est que l'expression franche et naïve de la vérité . · .

Son remède est une liqueur de son invention, qu'il a qualifié d'Aléxitère, du mot grec *Alexeterios*, qui signifie, remède préservatif, antidote . · .

Cette liqueur, comme je l'ai déjà dit, guérit de plusieurs maladies, et n'est pas moins efficace pour l'une que pour l'autre : beaucoup d'expériences que je pourrais citer m'en ont fait acquérir la certitude . · .

Si je propage ce remède c'est pour l'utilité générale, et je pense, sans le moindre doute, qu'il sera recueilli de tout le monde, et j'ose me flatter que j'en obtiendrai pour récompense, l'estime générale . · .

Loin d'en tirer parti, je ne le propage que pour l'utilité générale ; je ne fais que d'obéir aux sentiments généreux que m'a toujours inspiré ma conscience, et je me trouve heureux de pouvoir venir au secours de l'humanité, avant d'avoir rendu, mon dernier soupir à Dieu . · .

OBSERVATIONS ET TRAITEMENT

SUR LES

DIFFÉRENTES MALADIES

Morsure d'un être enragé

· Les morsures d'un être enragé sont plus ou moins venimeuses, suivant les accès de fureur du malade, elles produisent des effets différents, et l'impression de la peur sur le malade, est un virus souvent plus contagieux que celui des morsures . · .

Aussi, il a été vu bien des fois deux ou un plus grand nombre d'individus mordus au même instant par le même animal, enrager à des époques plus ou moins reculées et différentes . · .

Morsures de reptiles

La morsure des reptiles est une maladie accidentelle, et non dépendante de la nature ; elle n'est pas aussi dangereuse que la rage ; on en meurt rarement si elle est traitée de suite, le virus est détruit et la morsure ne produit aucun effet malheureux . · .

Traitement des deux premières maladies

Pour la rage et la morsure des reptiles, on ne laisse point dormir le malade ; on lui fait prendre en plusieurs fois, un demi litre de vinaigre ; on brûle la plaie au moyen d'un petit pinceau de linge bien serré et imbibé d'huile de vitriol ; le lendemain on lève la croûte qui s'est formée à la partie ulcérée, et ensuite, pendant neuf jours, on fait prendre la liqueur Aléxitère à jeun, on promène beaucoup le malade ; on lui fait prendre un bain à l'eau froide matin et soir ; on le tient à la diète ; on lui fait prendre du bouillon aux herbes, telles que : laitues, bettes, carottes, chicorée sauvage, avec un peu de chardon roulant et peu de beurre . ·.

On fait des frictions trois ou quatre fois par jour, avec de la charpie imbibée de liqueur Aléxitère, et on fait entrer le plus possible de cette liqueur Aléxitère dans les ouvertures . ·.

Si au bout de quelques jours, il lève des boutons autour de ces mêmes ouvertures, on doublera les bains et les frictions, et on augmentera la dose de liqueur aléxitère d'une demi cuillerée . ·.

On purgera le malade à la fin du traitement avec la tisane indiquée à la suite de cet ouvrage ; c'est-à-dire, le dixième jour, et sa santé est rétablie . ·.

CHARBON

Cette maladie est toujours causée par la corruption des humeurs . ·.

On la reconnait chez les animaux domestiques, lorsque l'individu affligé lève une jambe de devant ou de derrière, qu'il s'y forme une tumeur, et qu'en la touchant, la peau fait presque le bruit d'un parchemin sec froissé entre les doigts . ·.

Ce bruit, nommé crépitation, est un signe certain de sphacèle ou de cangrène parfaite . · .

Tant que la tumeur se forme, l'animal éprouve les symptômes de la plus vive irritation . · .

Ses yeux sont ardents, très enflammés et hagards ; la nourriture lui devient insupportable, et il périt au bout de quelques jours, s'il n'est remédié promptement . · .

Pour empêcher les suites funestes du charbon, chez les hommes, on fait des incisions sur la partie malade, et on lui fait prendre, outre la dose de liqueur aléxitère, et pendant plusieurs jours, la tisane purgative indiquée à la suite des traitements . · .

Chez les animaux, on fait quatre ou cinq incisions avec un bistouri : la première, sur la tumeur dont l'intérieur se trouve noir ; la seconde, à quatre doigts du fourchet ; la troisième, au défaut du jarret ; la quatrième à dix centimètres de la hanche, si c'est la jambe de derrière, et à pareille distance de l'épaule, si c'est une jambe de devant ; la cinquième, à un bouton noir qui se trouve sous la langue du bœuf seulement . · .

On coupe ce bouton et on lave la plaie avec du vinaigre, du sel, de l'ail pilé, pendant vingt-quatre heures . · .

Ensuite, on y passe de la liqueur aléxitère, indépendamment de la dose fixée pour prendre ; le tout pour empêcher la communication du mal et pour faciliter l'extraction de l'humeur . · .

On continue les frictions avec la liqueur aléxitère, pour éviter la gangrène jusqu'à ce que la suppuration soit bien établie, et pour l'entretenir, on met dans chaque plaie de l'ail pilé avec du sel ; lorsqu'il n'y a plus d'humeur, la plaie se consolide d'elle-même et la guérison est parfaite . · .

COLIQUES

Le traitement pour les coliques consiste à faire prendre au malade une seule dose de liqueur aléxitère par jour, tant que les tranchées se feront sentir . · .

DARTRES

Tisane-Racines de parelle, de fraisier, d'asperges, 3 onces de chaque . · .

On mettra ces trois sortes de racines dans une pinte et demie d'eau, que l'on fera bouillir trois quarts d'heure . · .

On laissera infuser pendant douze heures au moins, ensuite on pourra prendre trois verres par jour, de cette composition et pendant deux mois consécutifs . · .

On aura soin de ne point ôter le marc tant que la tisane durera . · .

On saignera le dartreux ou le lépreux (car le traitement est le même) trois ou quatre fois dans le cours de la purgation . · .

On fera des frictions sur la partie malade avec un mélange de liqueur aléxitère et d'une plante appelée vulgairement reveil-matin, que l'on broyera . · .

On aura soin de passer de l'huile de laurier sur la partie affectée, tous les deux ou trois jours . · .

Ce traitement se fera tant que la dartre ou la lèpre existera, (deux mois environ) puis on purgera le malade avec la tisane purgative . · .

Pour guérir les animaux de cette maladie, il faut faire des frictions avec un mélange de liqueur aléxitère et de réveil-matin, faire prendre au malade la dose de liqueur aléxitère pendant neuf jours . ˙.

On emploiera pour les frictions, l'onguent corrosif . ˙.

CANCERS

Lésez la plaie, c'est-à-dire, faites saigner la plaie en y pratiquant des incisions, épurez-en le sang avec un linge que vous appuyerez dessus ; brûlez trois ou quatre fois seulement la partie cancéreuse avec un pinceau de linge bien serré et imbibé d'huile de vitriol ; appliquez-y ensuite de la charpie graissée avec de l'onguent corrosif, renouvelez l'emplâtre par intervalle de vingt-quatre heures ; lavez la plaie avant d'y appliquer l'emplâtre, avec de la liqueur aléxitère ; arrachez-en, avec de petites pinces, les racines noires qui s'y seront formées huit ou neuf jours après ; continuez cette opération ; faites saigner le malade une ou deux fois, et faites lui prendre pour terminer, la tisane purgative . ˙.

PLAIES ET COUPURES

Pour les plaies et coupures, on fait des frictions et des cataplasmes avec de la charpie imbibée de liqueur aléxitère . ˙.

On continue ce régime pendant quelques jours, et le mal n'existe plus . ˙.

TISANE PURGATIVE

Trois onces de racine de fraisier, deux onces de bardanne (griffon), deux onces de racine d'asperges, six onces de carottes, six onces de navets, deux onces de racine de chardon roulant, quatre onces de prunes de Damas noir, une poignée de feuilles de capillaire, une once de feuilles de séné . · .

On mettra le tout dans trois pintes d'eau bouillante qu'on laissera encore au feu un quart d'heure avec les plantes ; on les retirera et on laissera infuser pendant douze heures au moins, après quoi on pourra prendre trois verres de cette composition, le matin avant de manger, par intervalle d'une heure, ensuite on aura soin de ne point ôter le marc tant que la tisanne durera . · .

LIQUEUR ALÉXITÈRE

Dose à prendre

Pour un homme de forte complexion, une cuillerée et demie ; Pour une femme, une cuillerée ; Pour les personnes au-dessus de vingt ans et au-dessus de soixante ans, une cuillerée ; pour les enfants de cinq ans, une cuillerée ordinaire à café ; et au-dessous, une demi-cuillerée à café . · .

Pour un cheval, un âne, une vache, un bœuf, demi-quart de litre . · .

Pour un mouton, un chien, une chèvre, un cochon, deux cuillerées . · .

Chaque dose se prendra moitié le matin et moitié le soir, et on les augmentera ou diminuera suivant l'âge, la force ou la faiblesse du malade . · .

CONCLUSIONS GÉNÉRALES

Je me suis efforcé, dans cet opuscule d'y exposer la description concise et familière de chaque maladie, d'y joindre des instructions méthodiques et suivies, sur son traitement régulier, ainsi que sur l'administration des remèdes qui lui sont analogues . · .

Ces indications, sous le rapport du style, se ressentent sans doute de mon peu d'expérience, mais on accordera à ma plume toute l'indulgence qu'elle mérite . · .

J'ai exposé dans ces pages, ce qu'il y a à faire, dans tous les cas. et mon but a été de mettre l'homme de la campagne comme l'homme de la ville, en état de se traiter lui-même, et de traiter les animaux domestiques qui lui sont confiés . · .

En élevant sur ces principes, une méthode de traitement, et guidé par l'amour de mes semblables, j'ai voulu la mettre à la portée de tout le monde, en la rendant si simple et si claire, que tout homme qui sait lire, puisse la comprendre pour lui-même et souvent en multiplier les bienfaits envers ses semblables dont l'éducation serait inférieure à la sienne . · .

L'expérience que m'a donné quarante ans de son propre travail, les faits incontestables et si nombreux qu'à certifiés de tous côtés dans mon pays, l'acclamation publique, parlent encore plus en ma faveur . · .

La science des faits est sans contredit la plus belle et la plus profitable de toutes les sciences ; mettre cette science à découvert, c'est, je crois, l'entreprise la plus glorieuse et que porte en soi le plus haut degré d'élévation que l'homme de bien puisse ambitionner . · .

Il n'est jamais trop tard de faire parler la vérité : en obéissant à cette maxime, j'ai visé au bonheur général, et si, pour atteindre à mon but, il me fallait essuyer quelques déboires, je ferais en sorte de trouver la force de les supporter dans l'exemple de ces hommes qui ont souffert bien des calamités, pour faire ressortir solennellement l'erreur des faux préjugés . · .

La vérité ne se démontre que par des faits palpables, notoires, avérés, incontestables ; les faits se prouvent par leur propre manifestation et sont constatés par le témoignage libre et dégagé de toute influence ; je suis en règle sur ce point . · .

Veuillons rentrer en nous-même, vérifier ce qui se passe chaque jour sous nos yeux et en appeler à notre conscience ; elle nous dira qu'il ne faut jamais retenir captives les vérités utiles . · .

Vous êtes bien satisfaits, sans doute, vous qui avez subi ces traitements, qu'on vous a fait connaître, de qui vous tenez la conservation de votre vie, et la santé dont vous jouissez, sans lesquels il en serait fait de vous, sans lesquels, vous seriez grabataire, sans lesquels des enfants, des vieillards, des épouses seraient dans la douleur, dans le besoin peut-être . · .

Tels sont les moyens généreux que je propose, pour prévenir et détruire en même temps des accidents fâcheux : je ne saurais trop engager les gens de l'art à les soumettre à leur expérience ; car s'il est utile de faire une opération qui soulage et rend à l'existence des êtres qui ne vivent plus que par les nuances de-l'atroce douleur qui les travaille, l'intérêt de l'humanité ne réclame' pas moins vivement de remonter à la source de maux aussi cruels pour en débarrasser à jamais le malade . · .

Je ne pense pas que mon opinion puisse être controversée dans un siècle aussi éclairé . · .

Si je n'ai point atteint complétement le but que je m'étais proposé, je serai toujours heureux

d'avoir pu éveiller le talent et exciter l'attention de
ceux qui peuvent traiter mieux que moi un sujet
aussi important, un sujet qui a déjà été. l'objet de
bien des observations, mais qui restait encore inachevé
sous le rapport des résultats ; je me trouverai heureux
d'avoir pu donner à ma belle patrie, un moyen spécial
de conservation pour ses enfants et pour leurs fidèles
serviteurs ! ! ! . · .

Que pour l'humanité ne sait que discourir,

Doit céder à celui qui parvient à guérir.

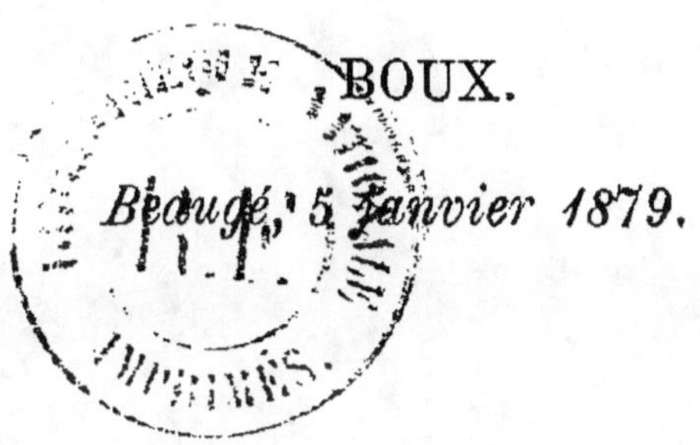

BOUX.

Beaugé, 5 Janvier 1879.

Saumur, imp. ROLAND, rue Saint-Jean, 46.